ENSALADAS SUPER 2022

RECETAS PARA SER MÁS ENERGETICO

ALVARO DE BENITO

Tabla de contenido

Ensalada cremosa y crujiente

Ingredientes

Una taza de mayonesa

2 cucharadas. Vinagre de cidra

1 cucharadita Semillas de alcaravea

1 cabeza de coles, ralladas

2 cebolletas picadas

2 manzanas verdes, cortadas en rodajas

1 taza de tocino

Sal y pimienta para probar

Método

La mayonesa se mezcla con las semillas de alcaravea y el vinagre de sidra. Cuando esté bien mezclado, mezcle la mezcla con las coles finamente picadas, la cebolleta, las manzanas verdes y el tocino cocido. Ahora mezcle bien los ingredientes y luego sazone al gusto, si es necesario agregue sal y pimienta al gusto y luego reserve por un tiempo antes de servir.

¡¡Disfrutar!!

Ensalada de tocino bistro

Ingredientes

1 taza de tocino

2 cucharadas. Vinagre de cidra

1 cucharadita mostaza de Dijon

Aceite de oliva

1 manojo de lechugas verdes

Sal y pimienta para probar

1 huevo escalfado

Método

Primero se fríen los tocinos y luego se pican los tocinos fritos. Ahora mezcle el vinagre de sidra, la mostaza de Dijon, el aceite de oliva, la sal y la pimienta en un bol. Después de mezclar todos estos ingredientes correctamente, mezcle esta mezcla con las verduras de mezclum. Luego cubra la ensalada con el tocino picado y el huevo escalfado.

¡¡Disfrutar!!

Ensalada de atún al curry

Ingredientes

1 cucharadita polvo de curry

Aceite vegetal

½ taza Una taza de mayonesa

Jugo de lima

Una lata de atun

2 cebollas moradas, cortadas en rodajas

1 manojo de cilantro

10-12 pasas doradas

Sal y pimienta para probar

Método

El curry en polvo debe tostarse en el aceite vegetal y luego dejarlo a un lado para que se enfríe. Ahora lleva la mayonesa, el jugo de lima, la sal y la pimienta a un bol y mézclalos bien. Ahora toma el polvo tostado y esta mezcla y mézclalo con la melodía de lata, el cilantro, las cebollas rojas y las pasas. Mezclar bien y luego servir la deliciosa e interesante ensalada al gusto.

¡¡Disfrutar!!

Ensalada de arándanos y espinacas

Ingredientes

½ taza de mantequilla

Menos de una taza de almendras blanqueadas

Una libra de espinaca picada en trozos

Una taza de arándanos, secos

1 cucharadita Semillas de sésamo tostadas

1 cucharadita Semillas de amapola

1/2 taza de azúcar blanca

1 cebolla picada

1 cucharadita Pimenton

Aproximadamente 1/2 taza de vinagre de vino blanco

Vinagre de cidra

1/2 taza de aceite vegetal

Método

En una sartén, derrita la mantequilla en el aceite a fuego lento y luego mezcle las almendras y tueste. Y cuando esté tostado, déjelo enfriar un rato. Ahora coge otro bol mediano, mezcla las semillas de sésamo, las semillas de amapola, el azúcar, la cebolla, con el vinagre de vino blanco, el vinagre de sidra y el aceite. Luego mezcla esta mezcla con las espinacas y finalmente échala en el bol de almendras tostadas y los arándanos secos. Entonces la ensalada está lista para servir.

¡¡Disfrutar!!

Ensalada de espinacas bermudas

Ingredientes

5-6 huevos

1/2 libra de tocino

Aproximadamente dos libras de espinacas finamente picadas

3 picatostes

1 taza de champiñones

1 cebolla

Una taza de azucar blanca

Aceite vegetal

1 cucharadita Pimienta negra molida

Semillas de apio

1 cucharadita mostaza de Dijon

Método

Lleve los huevos a una sartén y cubra la sartén completamente con agua fría y luego hierva el agua, y luego deje que el huevo se asiente en el agua, así que deje la sartén a un lado y enfríe. Cuando los huevos estén fríos, pelarlos y picarlos. Ahora lleva los tocinos a una sartén y cocínalos hasta que estén dorados. Después de cocinarlos, escurrirlos. Ahora coge el resto de los ingredientes y mézclalo bien. Cuando se mezcla bien, la ensalada está lista para servir.

¡¡Disfrutar!!

Ensalada de espinacas y champiñones

Ingredientes

1 libra de tocino, cortado en rodajas

3 huevos

1 cucharadita azucar blanca

2-3 cucharadas de agua

2 cucharadas. de vinagre de sidra

Una libra de espinacas

Sal

Aproximadamente una libra de champiñones, cortados en rodajas

Método

Toma una sartén grande y cocina las rodajas de tocino en aceite a fuego medio. Cuando el tocino se dore, desmenuza y déjalo a un lado y al mismo tiempo se reserva la grasa del tocino. Ahora lleve los huevos a la sartén y cúbralos con agua y luego lleve el agua a hervir. Después de sacar los huevos y enfriar, luego pelar y cortar los huevos en gajos. Ahora lleva el azúcar, el agua, el vinagre y la sal a la sartén con la grasa de tocino y caliéntalos bien. Ahora lleva todos los ingredientes con las espinacas a un bol grande, mézclalos y así la deliciosa ensalada está lista para ser servida.

¡¡Disfrutar!!

Ensalada de espinacas marchitas

Ingredientes

3 huevos

Una libra de tocino, en rodajas

Manojo de espinacas, limpias y secas

Sobre una taza de azucar

1/2 taza de vinagre blanco

Una taza de vinagre de vino tinto

3 cebollas verdes

Método

Lleva los huevos a una sartén y cúbrelos con suficiente agua fría y luego lleva el agua a hervir, tapando la sartén. Cuando los huevos estén listos, déjelos enfriar y luego pele y corte los huevos en rodajas o gajos. Ahora lleva los tocinos a la sartén y cocínalos a fuego lento. Cuando los tocinos estén dorados, transfiéralos a un tazón grande con las espinacas y las cebollas verdes. Vierte la grasa de tocino y el resto de ingredientes en el bol, mezcla bien y luego la ensalada está lista para servir.

¡¡Disfrutar!!

Ensalada de coles de Bruselas, tocino y espinacas

Ingredientes

6-7 rebanadas de tocino

2 tazas de coles de Bruselas

1 cucharadita Semillas de alcaravea

2 cucharadas. Aceite vegetal

2 cucharadas. vinagre de vino blanco

1/2 libra de espinacas, picadas, enjuagadas y secas

Método

El tocino se lleva a una sartén y se cocina a fuego medio, hasta que el tocino se dore. Después de que esté cocido, desmenuza y luego déjalos a un lado. Ahora los brotes se deben cocer al vapor hasta que se ablanden. En la grasa de tocino restante de la sartén, agregue los brotes con las semillas de alcaravea y revuélvalos durante uno o dos minutos hasta que estén tiernos. Ahora lleva todos los ingredientes junto con el tocino, las espinacas a un bol y luego mezcla bien. Cuando se mezcla bien, la deliciosa ensalada está lista para servir.

¡¡Disfrutar!!

Ensalada de brócoli

Ingredientes

1 taza de mayonesa baja en grasa

2 cabezas de brócoli, frescas, cortadas en trozos

1/2 taza de cebolla morada finamente picada

1/2 taza de pasas

2 cucharadas. vinagre de vino blanco

1 cucharadita Azúcar blanco 1 taza de pipas de girasol

Método

Lleva los tocinos a una sartén y cocínalos a fuego medio, hasta que se doren. Luego escurre los tocinos y déjalos a un lado. Ahora lleva todos los ingredientes a un bol, junto con el tocino cocido y mézclalos bien. Cuando estén mezclados, refrigérelos durante una hora o dos y luego sírvalos fríos.

¡¡Disfrutar!!

Ensalada De La Cosecha

Ingredientes

1/2 taza de nueces picadas

1 manojo de espinacas, limpias y partidas en bocados

1/2 taza de arándanos

1/2 taza de queso azul, rallado o desmenuzado

2 tomates, sin semillas y picados

1 aguacate, pelado y cortado en dados

2 cucharadas. vinagre de vino tinto

2 cucharadas. Mermelada de frambuesa roja

1 taza de aceite de nuez

Sal y pimienta negra al gusto

Método

El horno se precalentará a 190ºC y luego las nueces se colocarán en una bandeja para hornear y luego se tostarán hasta que estén doradas. Ahora toma un bol y mezcla las espinacas, las nueces, los arándanos, las cebollas rojas, el aguacate, el queso azul y los tomates. Cuando esté bien mezclado, tome otro bol pequeño y mezcle la mermelada, el aceite de nuez, la pimienta y la sal y el vinagre. Ahora vierte esta mezcla a la ensalada y mézclalas bien. Antes de servir déjelo enfriar durante una o dos horas.

¡¡Disfrutar!!

Ensalada verde de invierno

Ingredientes

1 manojo de hojas de col, picadas

1 manojo de hojas de col rizada, picadas

1 lechuga romana, cortada

1 cabeza de col lombarda

1 pera

1 cebolla bermuda

1 aguacate, pelado y cortado en cubitos

2 zanahorias ralladas

2-3 cucharadas Pasas

Aceite de oliva

Vinagre

1 cucharadita Cariño

1 cucharadita Orégano

1 cucharadita mostaza de Dijon

1 diente de ajo picado

Granos de pimienta

Método

Tome un tazón grande y mezcle las hojas de berza, la col rizada y las zanahorias ralladas con el repollo, las nueces, los tomates y las pasas y mezcle. Ahora toma otro tazón pequeño y toma el resto de los ingredientes y mézclalos bien. Cuando los ingredientes estén bien mezclados, tome la mezcla y viértala sobre el cuenco de coles y hojas de berza, y cúbralas bien. Por lo tanto, está listo para ser servido.

¡¡Disfrutar!!

Ensalada de tomate y mozzarella

Ingredientes

5 tomates

1 taza de queso mozzarella, cortado en rodajas

2 cucharadas. Aceite de oliva

2 cucharadas. Vinagre balsámico

Sal y pimienta para probar

Hojas frescas de albahaca, cortadas en pedazos

Método

Coloque los tomates y las mozzarellas en un plato para servir y colóquelos de manera alternativa. Ahora se mezcla el aceite, el vinagre, la sal y la pimienta y luego se vierte sobre la fuente. Antes de servir la ensalada, espolvorea las hojas de albahaca sobre la ensalada.

¡¡Disfrutar!!

Ensalada BLT

Ingredientes

1 libra de tocino

1 taza de mayonesa

1 cucharadita Polvo de ajo

Sal y pimienta para probar

1 cabeza de lechuga romana

2 tomates

2 picatostes

Método

Los tocinos se deben cocinar en una sartén a fuego medio hasta que estén dorados uniformemente y luego escurrirlos y dejarlos a un lado. Ahora tome un procesador de alimentos y procese la mayonesa, la leche, el ajo en polvo, la pimienta, hasta que tengan una textura suave. Así queda listo el aderezo de la ensalada. Ahora echa la lechuga, el tocino cocido, los tomates y los picatostes en un bol y luego vierte el aderezo y cúbrelos adecuadamente. Antes de servir déjelo enfriar durante una o dos horas.

¡¡Disfrutar!!

Ensalada hermosa

Ingredientes

1 manojo de hojas de espinaca baby

2 cebollas rojas

1 lata de mandarinas, escurridas

1 taza de arándanos, secos

½ taza de queso feta, desmenuzado

1 taza de mezcla de aderezo para ensaladas con vinagreta

Método

Lleva todos los ingredientes, excepto la mezcla de aderezo para ensaladas, a un tazón grande y mézclalos bien. Cuando los ingredientes estén bien mezclados, espolvoree la mezcla de aderezo para ensaladas sobre el tazón de ensalada y así la hermosa ensalada estará lista para ser servida.

¡¡Disfrutar!!

Ensalada de mandarina y almendras

Ingredientes

1/2 libra de tocino

2 cucharaditas vinagre de vino blanco

1 cucharadita Cariño

1 cucharadita Mostaza picante

1 cucharadita Sal de apio

1 cucharadita Pimenton

1 lechuga de hoja roja

1 lata de mandarinas, escurridas

2 cebollas verdes, cortadas en gajos

1 taza de almendra plateada

Método

Coge una sartén y cocina el tocino, cubriéndolos, hasta que se pongan de color marrón. Para preparar el aderezo para ensaladas, licúa la miel, el vinagre, la mostaza con la sal de apio, el pimentón y el aceite de oliva. A continuación, echa la lechuga, las naranjas, el tocino cocido y las almendras plateadas en un bol y luego vierte el aderezo para ensalada y mézclalos bien para que queden bien cubiertos. Antes de servir la ensalada, déjala enfriar durante una hora.

¡¡Disfrutar!!

Ensalada de atún y mandarina

Ingredientes

Aceite de oliva

1 lata de atún

1 paquete de verduras tiernas mixtas

1 manzana granny smith, pelada y picada

1 lata de mandarinas

Método

Calentar el aceite de oliva y saltear el atún hasta que esté completamente cocido. Ahora toma un bol y mezcla las lechugas con el atún salteado, las manzanas y las naranjas. Así, la ensalada está lista para servir.

¡¡Disfrutar!!

Ensalada de macarrones con atún

Ingredientes

1 paquete de macarrones

2 latas de atún

1 taza de mayonesa

Sal y pimienta para probar

1 pizca de ajo en polvo

1 pizca de orégano seco

1 cebolla, finamente picada

Método

Llevar agua con sal a una olla y llevar a ebullición y luego agregar los macarrones y cocinarlos, después de cocinarlos escurrir los macarrones y luego enfriar. Ahora las latas de atún se mezclan con los macarrones cocidos y luego se agrega la mayonesa y se mezclan bien. Ahora agrega el resto de los ingredientes a la mezcla y mézclalos bien. Cuando todos los ingredientes estén mezclados, déjelos enfriar durante una o dos horas. Así, la deliciosa ensalada de atún está lista para servir.

¡¡Disfrutar!!

Ensalada asiática

Ingredientes

2 paquetes de fideos ramen

1 taza de almendras blanqueadas y plateadas

2 cucharaditas semillas de sésamo

1/2 taza de mantequilla

1 cabeza de col de Napa, picada

1 manojo de cebolletas picadas

¼ taza de aceite vegetal

2-3 cucharaditas azucar blanca

2 cucharaditas Salsa de soja

Método

Coge una sartén y calienta la mantequilla o la margarina y luego vierte los fideos ramen, las semillas de sésamo y las almendras a fuego lento y cocínalos, hasta que se doren. Cuando estén cocidos, déjelos enfriar. Ahora tome una sartén pequeña y vierta el aceite vegetal, el azúcar y el vinagre y luego déjelos hervir durante aproximadamente un minuto y luego enfríe y cuando esté frío, agregue la salsa de soja. Tome un tazón y luego mezcle todos los ingredientes junto con los fideos ramen cocidos y la mezcla de azúcar y luego mezcle bien. Antes de servir la ensalada, déjela enfriar durante una hora o más.

¡¡Disfrutar!!

Ensalada asiática de pasta con pollo

Ingredientes

1 paquete de pasta Rotelle

2 pechugas de pollo, deshuesadas, cortadas en trozos, cocidas

2-3 cucharadas Aceite vegetal

Sal

2-3 zanahorias, ralladas

1/2 libra de champiñones

1/2 cabeza de brócoli

1/2 cabeza de coliflor

Agua

2 cucharaditas Salsa de soja

2 cucharaditas aceite de sésamo

Método

Ponga agua con sal en una olla y déjela hervir, ahora agregue el paquete de pasta y cocínelos. Cuando esté cocido, escurrir la pasta y reservar. Ahora coge una sartén y cocina las zanahorias con sal hasta que estén crujientes y tiernas. Ahora coge un bol y añade la pasta, las zanahorias con las pechugas de pollo y mézclalas bien. Ahora cocine los champiñones y llévelos al bol y luego agregue el resto de los ingredientes y mezcle bien. Sirve la ensalada fría.

¡¡Disfrutar!!

Ensalada Cobb

Ingredientes

4-5 rebanadas de tocino 2 huevos

1 cabeza de lechuga iceberg

1 pechuga de pollo

2 tomates, en rodajas

¼ taza de queso azul, rallado

2 cebollas verdes, en rodajas

Una botella de aderezo para ensaladas.

Método

Hervir los huevos, pelarlos y picarlos. Fríe el tocino y el pollo por separado hasta que se doren. Desmoronarse. Justo antes de servir, combine todos los ingredientes en un tazón grande y mezcle bien. Sirva sin demora.

¡¡Disfrutar!!

Ensalada De Maíz De Rúcula Con Receta De Tocino

Ingredientes

4 callos grandes

2 tazas de rúcula picada

4 tiras de tocino

1/3 taza de cebollas verdes picadas

1 cucharada. aceite de oliva

1 cucharada. vinagre de vino

1/8 cucharadita comino

Sal y pimienta negra

Método

Caliente el maíz, con sus hojas, también en la parrilla para que tenga un sabor ahumado, durante 12-15 minutos. En un recipiente mediano, combine el maíz, la rúcula, el tocino y la cebolla. En un recipiente aparte, bata el vinagre, el aceite, la sal y la pimienta. Mezcle la cobertura con la ensalada justo antes de servir y sirva sin demora.

¡Disfrutar!

Receta de ensalada de guisantes de ojos negros

Ingredientes

2 tazas de guisantes caribeños secos

230 gramos de queso feta

230 gramos de tomates secados al sol

1 taza de aceitunas negras Kalamata

Cebolla verde finamente picada

Diente de ajo picado

1 manojo grande de espinacas picadas

Zumo y ralladura de limón

Método

Cocine los guisantes en agua con sal hasta que estén cocidos. Escurrir y lavar con agua fría. En un bol mezcle todos los ingredientes excepto el jugo de limón. Agregue el jugo de limón justo antes de servir y sirva inmediatamente.

¡Disfrutar!

Receta de Ensalada de Rúcula con Remolacha y Queso de Cabra

Ingredientes

Ingredientes de ensalada:

2 remolachas peladas

Puñado de hojas de rúcula

½ taza de queso de cabra, desmenuzado

½ taza de nueces picadas

Ingredientes del aderezo:

¼ taza de aceite de oliva

½ limón

¼ de cucharadita Mostaza seca en polvo

¾ cucharadita Azúcar

Sal y pimienta

Método

Para el aderezo, combine el ¼ de cucharadita. de mostaza en polvo, ¾ cucharadita. de azúcar, ½ limón y ¼ de taza de aceite de oliva, sal y pimienta para darle sabor. Combine un puñado de hojas de rúcula, unas julianas de remolacha, queso de cabra desmenuzado y nueces picadas. Cubra con el aderezo justo antes de servir. Sirva sin demora.

¡Disfrutar!

Receta de ensalada de col asiática

Ingredientes

1 taza de mantequilla de maní cremosa

6 cucharadas aceite vegetal

½ cucharadita aceite de sésamo tostado

4 cucharadas vinagre de arroz sazonado

4 tazas de repollo en rodajas finas

½ taza de zanahorias ralladas

¼ de taza de maní tostado y pelado

Método

Agregue la mantequilla de maní en un recipiente medio y agregue el aceite de sésamo tostado y bata hasta que esté bien suave. Tostar los cacahuetes para obtener un sabor aún mejor con solo un minuto de tostado. Transfiera los cacahuetes de la sartén a un tazón grande. Mezcle las zanahorias, el repollo y los cacahuetes, y cualquier otro ingrediente que desee agregar y sirva sin demora.

¡Disfrutar!

Receta de ensalada de fideos asiáticos

Ingredientes

280 gramos de fideos chinos

1/3 taza de salsa de soja

3 tazas de floretes de brócoli

115 gramos de brotes de frijol verde

3 cebollas en rodajas finas,

1 pimiento rojo

1/4 repollo voluminoso en rodajas finas

1 zanahoria enorme pelada

Método

Vierta 4 vasos de agua en una olla grande, agregue los fideos chinos. Mezcle los fideos constantemente mientras se cocinan. Asegúrese de seguir las instrucciones del paquete de fideos, si usa fideos chinos, deben hacerse después de 5 minutos de cocción. Escurrir los fideos, lavar con agua fría para detener la cocción, extender los fideos en una sartén para que se sequen al aire. Agregue floretes de brócoli y suficiente agua para llegar al nivel de la vaporera. Tape y cocine al vapor durante 4 minutos. Combine todos los ingredientes en un bol. Sirva sin demora.

¡Disfrutar!

Receta de ensalada de espárragos y alcachofas

Ingredientes

1 cebolla grande en rodajas finas

3 cucharadas jugo de limon

450 gramos de espárragos gruesos

2 cucharadas. aceite de oliva

1 cucharadita polvo de ajo

1 pinta de uva

Método

Primero sumerja las cebollas en rodajas en el jugo de limón y ase los espárragos en un horno precalentado a 400 grados F. Para los espárragos agregue 1 cucharada. de aceite de oliva y salarlos bien. Coloque en una sola capa en una cacerola para asar forrada con papel de aluminio y cocine por 10 minutos hasta que esté ligeramente dorado. Para asar los espárragos, organiza tu parrilla de carbón a temperatura alta, entre 5 y 10 minutos. Retire los espárragos de la parrilla y córtelos en trozos pequeños, coloque los espárragos y todos los ingredientes en un tazón grande y mezcle para combinar y sirva sin demora.

¡Disfrutar!

Ensalada de Espárragos con Receta de Camarones

Ingredientes

450 gramos de espárragos

226 gramos de camarones para ensalada rosa

¼ de taza de aceite de oliva extra virgen

1 diente de ajo picado

1 cucharada. jugo de limon

1 cucharada. perejil picado

Sal y pimienta negra

Método

Ponga a hervir una olla promedio de agua. Agrega los espárragos al agua hirviendo y deja hervir durante 3 minutos. Si están precocidos, retírelos después de 30 segundos. Si los camarones están crudos, hiérvalos durante 3 minutos, hasta que estén bien cocidos. Retire los camarones y agréguelos a un tazón grande. Cortar los espárragos finamente en diagonal. Corta las puntas de los espárragos en una sola pieza. Agregue los ingredientes restantes y mezcle para combinar. Agrega sal y pimienta negra al gusto. Agregue más jugo de limón si lo desea, al gusto y sirva sin demora.

¡Disfrutar!

Receta de Ensalada de frutas de durazno y arándanos con tomillo

Ingredientes

4 melocotones

4 nectarinas

1 taza de arándanos

2 cucharaditas de tomillo fresco picado

1 cucharadita de jengibre rallado

¼ de taza de jugo de limón

1 cucharadita de ralladura de limón

1/2 taza de agua

¼ de taza de azúcar

Método

Coloque el agua y el azúcar en una cacerola y caliente a fuego lento y el líquido de cocción se reduce a la mitad en almíbar simple, deje enfriar. Pica las nectarinas y los melocotones y añádelos en un recipiente con los arándanos. Vierta sobre el almíbar enfriado. Agregue la ralladura de limón, el tomillo, el jugo de limón y el jengibre. Licuar y tapar con film transparente, colocar en el frigorífico y dejar macerar durante una hora. Sirva sin demora.

¡Disfrutar!

Receta de ensalada de brócoli

Ingredientes

sal

6 tazas de floretes de brócoli

1/2 taza de almendras tostadas

1/2 taza de tocino cocido

¼ de taza de cebolla picada

1 taza de guisantes congelados descongelados

1 taza de mayonesa

vinagre de sidra de manzana

¼ de taza de miel

Método

Traiga una olla enorme de agua, salada con una cucharadita. de sal, a fuego lento. Agrega los floretes de brócoli. Cocine 2 minutos, dependiendo de lo crujiente que desee el brócoli. 1 minuto hará que el brócoli se vuelva de un color verdoso brillante y lo dejará todavía bastante crujiente. Configure su regulador y no cocine por más de 2 minutos. Combine los floretes de brócoli, el tocino desmenuzado, las almendras, la cebolla picada y los guisantes en un recipiente grande para servir en un recipiente para pudín separado, mezcle la mayonesa, el vinagre y la miel y voltee para mezclar bien, enfríe bien antes. Sirva sin demora.

¡Disfrutar!

Receta de ensalada de brócoli con aderezo de arándano y naranja

Ingredientes

2 cucharadas. vinagre balsámico

½ taza de arándanos rojos endulzados secos

2 cucharaditas mostaza de grano entero

2 cucharadas. vinagre de vino tinto

1 diente de ajo

½ taza de jugo de naranja

2-3 rodajas de ralladura de naranja

Sal kosher

6 cucharadas aceite vegetal

¼ de taza de mayonesa

½ cabeza de repollo

2-3 cebollas verdes

¼ taza de arándanos secos

2-3 rodajas de ralladura de naranja

Método

Agregue el vinagre de vino tinto y el vinagre balsámico, la mostaza, los arándanos secos, la miel, el ajo, el jugo de naranja, la ralladura de naranja y la sal en un procesador de alimentos y presione hasta que quede suave. Agregue gradualmente el aceite vegetal, mientras licúa, para formar una buena mezcla. Luego agregue la mayonesa y pulse hasta que se combinen. Agregue los tallos de brócoli rallados, las zanahorias, los arándanos secos, la ralladura de naranja y la sal kosher en un tazón para mezclar. Agregue el aderezo y revuelva para combinar, hasta que el aderezo se distribuya uniformemente. Sirva sin demora.

¡Disfrutar!

Ensalada de aguacate con tomates heirloom

Ingredientes

1 1/2 aguacates en rodajas y pelados

1 1/2 tomates, en rodajas

2 cebollas verdes en rodajas o cebolletas frescas picadas

Jugo de limón de una rodaja

Una pizca de sal gruesa

Método

Colocar rodajas de aguacate y tomate en un plato. Rocíe el jugo de limón sobre las cebolletas y sal gruesa. Retire el hueso de la mitad de un aguacate que aún tenga la piel y retire su pulpa en un bol. Agregue el tomate y las cebolletas preparadas y mezcle bien. Sirva sin demora.

¡Disfrutar!

Receta de ensalada de frutas cítricas con cardamomo

Ingredientes

1 pomelo rosa rubí enorme

3 combinación de naranjas de ombligo o naranjas de ombligo o mandarina, naranjas sanguinas y / o mandarinas

¼ de taza de miel

2 cucharadas. jugo de limón o lima fresco

1/4 cucharadita de cardamomo molido

Método

Primero pele la fruta, corte las membranas de los gajos con un cuchillo afilado. Reúna los gajos pelados en un recipiente adicional. Conduzca el jugo sobrante de la fruta a una cacerola diminuta. Agregue la miel, el jugo de limón y el cardamomo a la cacerola. Hervir durante 10 minutos y luego retirar del fuego y dejar enfriar a temperatura ambiente. Deje reposar durante 15 minutos o póngalo en hielo hasta que esté listo. Sirva sin demora.

¡Disfrutar!

Receta de ensalada de alcaparras y maíz

Ingredientes

6 mazorcas de maíz dulce

¼ de taza de aceite de oliva

vinagre de jerez

pimienta negra

1 ½ cucharadita. sal kosher

½ cucharadita azúcar

3 tomates sin semillas picados

½ taza de cebolletas en rodajas

230 gramos de mozzarella fresca

hojas de albahaca

Método

Coloque su parrilla a fuego alto y coloque las mazorcas de maíz en sus hojas directamente sobre la parrilla. Cocine durante 15 minutos, no es necesario sumergir el maíz en agua primero si el maíz está fresco. Si desea quemar un poco el maíz, primero retire algunas de las hojas de maíz externas, para que haya menos capa protectora alrededor del maíz. Tome un tazón grande y mezcle el maíz, la mozzarella, las cebolletas, los tomates y el aderezo. Justo antes de servir, agregue la albahaca recién cortada. Sirva sin demora.

¡Disfrutar!

Ensalada De Raíz De Apio

Ingredientes

½ taza de mayonesa

2 cucharadas. mostaza, Dijon

1 cucharada. jugo de limon

2 cucharadas. perejil picado

545 g de raíz de apio en cuartos, pelada y rallada en partes iguales justo antes de mezclar

½ tarta de manzana verde, pelada, sin corazón y en juliana

Sal y pimienta molida

Método

Combine la mayonesa con la mostaza junto con el jugo de limón y el perejil en un bol. Arrugar la raíz de apio con la manzana y sazonar con sal y pimienta, envolver y refrigerar hasta que se enfríe, 1 hora.

¡Disfrutar!

Ensalada de tomate cherry, pepino y queso feta

Ingredientes

2 o 3 tazas de tomates cherry, cortados en dos mitades

1 taza de pepino picado, pelado

1/4 taza de queso feta desmenuzado

1 cucharada. hojas de menta chifonadas

1 cucharada. orégano, fresco, picado

1 cucharada. jugo de limon

2 cucharadas. chalotes o cebollas verdes, finamente picadas

2 cucharadas. aceite de oliva

Sal

Método

Mezcle suavemente los tomates cherry junto con el pepino, el queso, la cebolla, la menta y el orégano. Adorne con jugo de limón y sal y pimienta junto con aceite de oliva.

¡Disfrutar!

Receta de Ensalada de Pepino con Menta y Feta

Ingredientes

453 gramos de pepinos, en rodajas finas

¼ de cebolla morada en rodajas finas y cortada en gajos extensos de 1 pulgada

2-3 rábanos rojos en rodajas finas

10 hojas de menta en rodajas finas

vinagre blanco

Aceite de oliva

¼ de libra de queso feta

pimienta recién molida y sal

Método

En un tazón de tamaño medio, mezcle suavemente los pepinos en rodajas, las hojas de menta, los rábanos, la cebolla morada con un poco de vinagre blanco y aceite de oliva, sal y pimienta recién molida para darle sabor. Justo antes de servir, agite sobre los trozos de queso feta desmenuzado. Sirva inmediatamente antes de cualquier retraso.

¡Disfrutar!

Receta de ensalada de tomate cherry y orzo

Ingredientes

230 gramos de pasta orzo

Sal y pimienta negra al gusto

1 pinta en rodajas en medio tomates cherry rojos

1 pinta, cortada en medio tomates cherry amarillos

¼ de taza de aceite de oliva

230 gramos de queso feta desmenuzado

1 pepino enorme picado y pelado

2 cebollas verdes en rodajas finas

orégano fresco picado

Método

Llene una olla grande con agua y déjela hervir. Agrega el orzo, revolviendo para que no se pegue al fondo de la sartén. Cocine a fuego alto hasta que esté al dente, maduro, pero aún un poco resuelto. Mezclar con el resto de los ingredientes los tomates, el orégano, el queso feta, las cebolletas, el pepino y la pimienta negra. Sirva sin demora.

¡Disfrutar!

Receta de Ensalada de Pepino con Uvas y Almendras

Ingredientes

¼ de taza de almendras picadas

1 libra de pepinos pelados

sal

1 cucharadita ajo picado

20 uvas verdes en rodajas

2 cucharadas. aceite de oliva

1 jerez o vinagre de vino blanco

2 cucharaditas cebollino picado, para decorar

Método

Corta los pepinos a lo largo. Use una cuchara para sacar las semillas en el medio, deseche las semillas. Si usa pepinos un poco grandes, córtelos de nuevo a lo largo. Mezclar para cubrir uniformemente la sal sobre el pepino. Tuesta las almendras en rodajas en una sartén pequeña a fuego lento, voltéalas con frecuencia y retíralas en un tazón para que se enfríen. Mezcle las almendras, pepinos, uvas, ajo, aceite de oliva y vinagre en un tazón grande y agregue más sal al gusto. Adorne con cebollino y sirva sin demora.

¡Disfrutar!

Receta de ensalada de quinua y pepino, menta

Ingredientes

1 taza de quinua

2 tazas de agua

½ cucharadita sal kosher

1 pepino grande pelado

¼ de taza de menta en rodajas finas

1 cebolla verde finamente rebanada

4 cucharadas vinagre de arroz

aceite de oliva

1 aguacate pelado

Método

Coloque la quinua en una cacerola mediana, vierta agua. Agrega media cucharadita. de sal, disminuir a fuego lento. Deje que la quinua cocida se enfríe a temperatura ambiente. Puede enfriar la quinua rápidamente extendiéndola sobre una bandeja para hornear. Corta el pepino en rodajas largas. Agite con vinagre de arroz condimentado y voltee de nuevo. Doble suavemente el aguacate picado si lo usa y sirva sin demora.

¡Disfrutar!

Receta de cuscús con pistachos y albaricoques

Ingredientes

½ taza de cebolla morada picada

¼ de taza de jugo de limón

1 caja de cuscús

2 cucharadas. aceite de oliva

½ taza de pistachos crudos

10 albaricoques secos picados

1/3 taza de perejil picado

Método

Pon la cebolla picada en un bol pequeño. Vacíe el jugo de limón sobre las cebollas reservadas y déjelas remojar en el jugo de limón. Tuesta los pistachos en una sartén pequeña a fuego lento hasta que se doren. Pon 2 tazas de agua en una cacerola mediana y deja hervir. Agrega una cucharada. de aceite de oliva y una cucharadita. de sal al agua; agregue el cuscús y cocine tapado durante 5-6 minutos. Agregue los pistachos, los albaricoques picados y el perejil. Incorpora la cebolla morada y el jugo de limón. Sirva sin demora.

¡Disfrutar!

Receta de ensalada de col

Ingredientes

½ repollo, en rodajas

½ zanahoria en rodajas

2-3 cebollas verdes, en rodajas

3 cucharadas Mayonesa

½ cucharadita Mostaza amarilla

2 cucharadas. Vinagre de arroz

Azúcar al gusto

Sal y pimienta para probar

Método

Combine todas las verduras en rodajas en un tazón. Para hacer el aderezo, mezcle la mayonesa, la mostaza amarilla y el vinagre de arroz. Justo antes de servir, rocíe el aderezo sobre las verduras y espolvoree con un poco de sal, pimienta y azúcar. Sirva sin demora.

¡Disfrutar!

Receta de ensalada fría de guisantes

Ingredientes

453 gramos de guisantes pequeños congelados, no descongelar

170 gramos de almendras ahumadas, picadas, enjuagadas para quitar el exceso de sal, preferiblemente a mano

½ taza de cebollas verdes picadas

230 gramos de castañas de agua picadas

2/3 taza de mayonesa

2 cucharadas. polvo de curry amarillo

Sal al gusto

Pimienta al gusto

Método

Combine las cebollas verdes congeladas, los guisantes, las almendras y las castañas de agua. Combine la mayonesa y el curry en polvo en un tazón para mezclar aparte. Doble suavemente la combinación de mayonesa en guisantes. Espolvoree sal y pimienta negra recién molida para darle sabor. Sirva sin demora.

¡Disfrutar!

Receta de ensalada de yogur de pepino

Ingredientes

2 pepinos pelados y luego en rodajas, cortados en cuartos a lo largo

1 taza de yogur natural

1 cucharadita un par de cucharaditas, o eneldo seco de eneldo fresco

Sal al gusto

Pimienta al gusto

Método

Primero pruebe los pepinos para asegurarse de que no estén ácidos. Si el pepino está agrio, remoje las rodajas de pepino en agua con sal durante media hora o más, hasta que se pierda el amargor, luego enjuague y escurra antes de usar. Para preparar la ensalada, simplemente combine suavemente los ingredientes. Sacuda o espolvoree sal y espolvoree pimienta para darle sabor. Sirva sin demora.

¡Disfrutar!

Receta de ensalada griega de papá

Ingredientes

6 cucharadas aceite de oliva

2 cucharadas. jugo de limon fresco

½ cucharadita ajo fresco picado

4 cucharadas de vinagre de vino tinto

½ cucharadita Orégano seco

½ cucharadita eneldo

Sal y pimienta negra recién molida

3 tomates ciruela voluminosos sin semillas

¾ pepino pelado y picado en trozos grandes

½ cebolla morada pelada y picada

1 pimiento picado grueso

½ taza de aceitunas negras picadas y sin hueso

1/2 taza de queso feta desmenuzado

Método

Mezcle el vinagre, el aceite de oliva, el ajo, el jugo de limón, el orégano y el eneldo hasta que se mezclen. Sazone al gusto con sal y pimienta negra recién molida. Combine los tomates, junto con el pepino, la cebolla, el pimiento morrón y las aceitunas en un tazón. Espolvoree el queso y sirva sin demora.

¡Disfrutar!

Receta de ensalada de papa de papá

Ingredientes

4 papas Russet medianas peladas

4 cucharadas jugo de encurtidos de eneldo kosher

3 cucharadas encurtidos de eneldo finamente picados

¼ taza de perejil picado

½ taza de cebolla morada picada

2 tallos de apio

2 cebolletas picadas

½ taza de mayonesa

2 cucharaditas mostaza de Dijon

Sal kosher y pimienta negra molida para darle sabor.

Método

Ponga las patatas peladas y cortadas en una olla grande. Cubra con una pulgada de agua con sal. Ponga la olla con agua a hervir. Cocine a fuego lento durante 20 minutos hasta que estén tiernos. Retirar de la olla, dejar enfriar hasta que esté tibio. Agregue el apio, el perejil, las cebolletas y el huevo duro, las zanahorias y el pimiento rojo. Parte pequeña de la palangana, licúa la mayonesa con la mostaza. Espolvorea sal y pimienta al gusto. Sirva sin demora.

¡Disfrutar!

Receta de ensalada de endivias con nueces, peras y gorgonzola

Ingredientes

3 cabezas de endivias en rodajas primero a lo largo, luego transversalmente en rodajas de ½ pulgada

2 cucharadas. nueces picadas

2 cucharadas. gorgonzola desmenuzado

1 pera Bartlett sin corazón y picada,

2 cucharadas. aceite de oliva

2 cucharaditas vinagre de cidra

Espolvoree sal kosher y pimienta negra recién molida.

Método

Ponga la endibia picada en un bol grande. Agrega el gorgonzola desmenuzado, las nueces y las peras picadas, pica las peras y las nueces más finamente. Voltee para combinar, rocíe aceitunas sobre la ensalada con un poco de queso azul desmenuzado en las hojas de endivias, como para llenar botes pequeños, como aperitivo. Espolvoree vinagre de sidra sobre la ensalada. Mezcle para combinar. Sazone al gusto con un batido de sal y pimienta. Sirva sin demora.

¡Disfrutar!

Receta de ensalada de hinojo con vinagreta de menta

Ingredientes

1 bulbo de hinojo enorme

1 ½ cucharadita. azúcar

Jugo de 2 limones

¼ taza de aceite de oliva

½ cucharadita mostaza

½ cucharadita sal

1 manojo de menta fresca picada

2 chalotas picadas

Método

Armar la vinagreta. Coloque el jugo de limón, la cebolla, la sal, la mostaza, el azúcar y la menta en una batidora y presione brevemente para combinar. Con el motor en marcha, añada el aceite de oliva hasta que esté bien combinado. Con una mandolina, afeite el hinojo en una pieza de 1/8 de pulgada comenzando desde la parte inferior del bulbo. No se preocupe por descorazonar el bulbo de hinojo, se puede prevenir. Si no tienes una mandolina, corta el bulbo lo más fino que puedas. Corta también algunas de las hojas de hinojo para darle la vuelta a la ensalada. Sirva sin demora.

¡Disfrutar!

Receta de ensalada de hinojo, radicchio y endivias

Ingredientes

Ensalada

1 cabeza de achicoria

3 endivias belgas

1 bulbo de hinojo enorme

1 taza de queso parmesano rallado grueso

Vendaje

3 cucharadas hojas de hinojo

½ cucharadita mostaza

3 cucharaditas cebolla picada

2 cucharadas. jugo de limon

1 cucharadita sal

1 cucharadita azúcar

1/3 taza de aceite de oliva

Método

Corta la cabeza de achicoria por la mitad y luego en cuartos. Tome cada cuarto y corte rodajas de aproximadamente media pulgada de grosor transversalmente en la achicoria desde el extremo hacia el centro. Corta rodajas finas de cada cuarto hacia el centro. Mezcle todas las verduras cortadas en un bol grande con el parmesano rallado. Agregue el jugo de limón, la mostaza, la cebolla, la sal y el azúcar. Rocíe el aceite de oliva y haga puré con el aderezo durante 45 segundos. Sirva sin demora.

¡Disfrutar!

Ensalada festiva de remolacha y cítricos con receta de col rizada y pistachos

Ingredientes

10 mezcla de remolacha roja

3 naranjas sanguinas

1 manojo de col rizada en rodajas finas

1 taza de pistachos tostados, picados en trozos grandes

¼ taza de hojas de menta picadas

3 perejil italiano picado

Vendaje:

2 cucharadas. jugo de limon

1/2 taza de aceite de oliva virgen extra de calidad

2 alcaparras picadas en trozos grandes

Sal y pimienta al gusto

Método

Cocine las remolachas por separado por color. Coloque cada lote de remolacha en un recipiente y cúbralo con aproximadamente una pulgada de agua. Agregue una cucharadita. de sal. Mientras se cuecen las remolachas, organiza el aderezo. Coloque todos los ingredientes del aderezo en un recipiente y agite hasta que se mezclen bien. Preparar la ensalada colocando la remolacha, el perejil, sobre la col rizada, espolvoreando con los pistachos tostados picados. Sirva cubierto con el aderezo preparado.

¡Disfrutar!

Receta de ensalada de remolacha dorada y granada

Ingredientes

3 remolachas de pelo dorado

1 taza de cebolla morada picada

¼ taza de vinagre de vino tinto

¼ taza de caldo de pollo

1 taza de azucar

½ cucharadita cáscara de naranja rallada

¼ de taza de semillas de granada

Método

Cocine las remolachas y ásalas a 375 grados F durante una hora y déjelas enfriar. Despelar y picar en cubos de media pulgada. En una sartén de tamaño mediano a fuego alto, la cebolla, el vinagre, el caldo, el azúcar y la cáscara de naranja y deje hervir, revolviendo con frecuencia, hasta que el líquido se reduzca a cucharadas, aproximadamente 5 minutos. Mezcle semillas de granada en la combinación de remolacha y sal para darle sabor. Sirva sin demora.

¡Disfrutar!

Deliciosa ensalada de maíz y frijoles negros

Ingredientes

1 cucharada. más 3 cucharadas. aceite de oliva

1/2 cebolla picada

1 taza de granos de maíz, de aproximadamente 2 mazorcas de maíz

12 cucharadas cilantro picado

1 taza de 15 1/2 oz. lata de frijoles negros, escurridos y enjuagados

1½ tomates, alrededor de 0.5 lbs., Sin corazón, sin semillas y picados

1 ½ cucharada. vinagre de vino tinto

1 cucharadita mostaza de Dijon

Sal y pimienta

Método

Mantenga su horno para precalentar a 400 grados F. Coloque 1 cucharada. aceite en una sartén refractaria y calienta a fuego alto. Sofría las cebollas hasta que estén tiernas. Agregue los granos de maíz y siga revolviendo hasta que estén suaves. Coloque la sartén en el horno precalentado y ase hasta que las verduras se doren, revolviendo con frecuencia. Esto le llevará unos 20 minutos. Retirar inmediatamente en un plato y dejar enfriar. Coloque la mezcla de maíz enfriada en un tazón y agregue los tomates, el cilantro y los frijoles y mezcle bien. En un tazón pequeño vierta el vinagre, la mostaza, la pimienta y la sal y mezcle bien hasta que la sal se disuelva. Agregue lentamente las 3 cucharadas. aceite y sigue batiendo hasta que todos los ingredientes estén bien incorporados. Vierta este aderezo sobre la mezcla de maíz y sirva inmediatamente.

¡Disfrutar!

Ensalada de ensalada de brócoli crujiente

Ingredientes

4 rebanadas de tocino

1/2 brócoli de cabeza grande

1/2 cebolla morada pequeña, picada, 1/2 taza

3 cucharadas Pasas doradas

3 cucharadas mayonesa

1 ½ cucharada. vinagre balsámico blanco

2 cucharadas. cariño

Sal y pimienta

Método

Dorar las rodajas de tocino en una sartén hasta que estén crujientes. Escurrir sobre una toalla de cocina y desmenuzarlo en trozos de media pulgada. Manténgase a un lado. Separe los floretes del brócoli y corte el tallo en trozos pequeños. Colocar en un bol grande y mezclar con las pasas y la cebolla. En otro tazón combine el vinagre y la mayonesa y mezcle hasta que quede suave. Vierta la miel y sazone con sal y pimienta. Justo antes de servir, vierta el aderezo sobre la mezcla de brócoli y revuelva para cubrir. Cubra con el tocino desmenuzado y sirva inmediatamente.

¡Disfrutar!

Ensalada estilo bistró

Ingredientes

1 ½ cucharada. nueces finamente picadas

2 huevos grandes

Spray para cocinar

1 rebanada de tocino, sin cocer

4 tazas de hojas verdes para ensalada gourmet

2 cucharadas, 0.5 onzas de queso azul desmenuzado

1/2 pera Bartlett, sin corazón y en rodajas finas

½ cucharada. vinagre de vino blanco

1/2 cucharada aceite de oliva virgen extra

1/4 cucharadita estragón seco

1/4 cucharadita mostaza de Dijon

2 rebanadas de pan francés baguette de 1 pulgada de grosor, tostadas

Método

Asa las nueces en una sartén pequeña hasta que un aroma inunde la cocina. Esto debería tomar alrededor de 3-4 minutos cuando se cocina a fuego alto. Retirar y reservar. Rocíe 2 tazas de crema pastelera de 6 onzas con el aceite en aerosol. Rompe un huevo en cada taza de crema pastelera. Con una envoltura de plástico, cúbralos y cocine en el microondas a temperatura alta durante 40 segundos o hasta que los huevos estén listos. Dejar reposar durante 1 minuto y retirar sobre una toalla de papel. Dorar el tocino en una sartén hasta que esté crujiente. Escurrir y desmenuzar. Reserva la grasa. En un tazón grande, mezcle el tocino desmenuzado, las nueces tostadas, las lechugas, el queso azul y la pera. En otro tazón pequeño, combine aproximadamente 1 cucharadita. de grasa, vinagre, aceite, estragón y mostaza y batir hasta que se combinen. Justo antes de servir, rocíe el aderezo sobre la ensalada y sirva cubierto con el huevo y la baguette francesa a un lado.

¡Disfrutar!

Pollo Satay Ensalada Saludable Sammies

Ingredientes

1 ½ de peso corporal de aves de corral en cortes finos varios alimentos, chuletas

2 cucharadas. aceite vegetal

Planificación de la parrilla, recomendado: BBQ grill Mates Montreal Meal Seasoning de McCormick o sodio y pimienta en bruto

3 cucharadas redondeadas. mantequilla de maní grande

3 cucharadas especias de soja negra

1/4 taza de jugo de frutas

2 cucharaditas especias picantes

1 limón

1/4 de pepino sin semillas, cortado en palitos

1 taza de zanahorias cortadas en trozos pequeños

2 tazas de hojas de lechuga cortadas

4 panecillos crujientes, keisers o parlantes, divididos

Método

Caliente una sartén para parrilla para barbacoa o un paquete antiadherente grande. Cubra las aves de corral en aceite y planifique la parrilla BBQ y cocine 3 minutos por cada lado en 2 tandas.

Coloque la mantequilla de maní en un plato apto para microondas y ablande en el microondas a temperatura alta durante unos 20 segundos. Mezcle soja, jugo de frutas, especias picantes y jugo de limón con la mantequilla de maní. Eche aves de corral con especias satay. Mezclar las verduras frescas cortadas. Coloque 1/4 de las verduras frescas en pan para sándwich y cubra con 1/4 de la mezcla de ave Satay. Coloque las tapas de los moños y ofrézcalas o envuélvalas para viajar.

¡Disfrutar!

Ensalada de pollo de Cleopatra

Ingredientes

1 ½ pechugas de pollo

2 cucharadas. aceite de oliva virgen extra

1/4 cucharadita copos rojos triturados

4 dientes de ajo machacados

1/2 taza de vino blanco seco

1/2 naranja, exprimida

Un puñado de perejil de hoja plana en rodajas

Sodio grueso y pimienta negra

Método

Caliente un paquete antiadherente grande sobre la estufa. Agrega el aceite de oliva extra virgen y calienta. Agregue el refuerzo triturado, los dientes de ajo triturados y las pechugas de pollo. Saltee las pechugas de pollo hasta que estén bien doradas por todos lados, durante unos 5 a 6 minutos. Deje que el líquido se cocine y los tiernos se cocinen bien, aproximadamente de 3 a 4 minutos más, y luego retire la sartén del fuego. Presione el jugo de limón recién exprimido sobre las aves y sírvalo con un refuerzo de perejil y sal al gusto. Servir inmediatamente.

¡Disfrutar!

Ensalada tailandesa-vietnamita

Ingredientes

3 lechugas latinas picadas

2 tazas de plántulas de hortalizas frescas, de cualquier variedad

1 taza de daikon o rábanos rojos en rodajas muy perfectas

2 tazas de guisantes

8 cebolletas, cortadas al bies

½ pepino sin semillas, cortado a la mitad a lo largo

1 pinta de tomates uva amarilla o roja

1 cebolla morada, cortada en cuartos y muy perfectamente cortada

1 selección de excelentes resultados frescos en, recortado

1 selección de resultados de albahaca fresca, recortada

2 paquetes de 2 onzas de nueces en rodajas, que se encuentran en el pasillo de horneado

8 piezas de pan tostado con almendras o pan tostado con anís, cortado en trozos de 1 pulgada

1/4 taza de salsa de soja negra tamari

2 cucharadas. aceite vegetal

4 a 8 chuletas de aves de corral de corte fino, según el tamaño

Sal y pimienta negra fresca de piso

1 libra de mahi mahi

1 lima madura

Método

Combine todos los ingredientes en un tazón grande para mezclar y sirva frío.

¡Disfrutar!

Ensalada Cobb de Navidad

Ingredientes

Spray de preparación de alimentos antiadherente

2 cucharadas. jarabe de nueces

2 cucharadas. azúcar moreno

2 cucharadas. sidra de manzana

1 libra de harina de jamón, completamente lista, en dados grandes

½ libra de grano de pajarita, cocido

3 cucharadas pepinillos preciosos en rodajas

Lechuga Bibb

½ taza de cebolla morada en rodajas

1 taza de gouda en cubitos

3 cucharadas hojas de perejil fresco en rodajas

Vinagreta, fórmula siguiente

Frijoles orgánicos marinados:

1 libra de guisantes, disminuir, cortar en tercios

1 cucharadita ajo en rodajas

1 cucharadita copos de impulso rojo

2 cucharaditas aceite de oliva virgen extra

1 cucharadita vinagre blanco

Pizca de sal

Pimienta negra

Método

Precaliente la estufa a 350 grados F. Aplique aceite en aerosol antiadherente a una fuente para hornear. En un plato mediano, mezcle el jarabe de nuez, la glucosa marrón y la sidra de manzana. Agrega el jamón y mezcla bien. Coloque la mezcla de jamón en la fuente para hornear y hornee hasta que se caliente y el jamón desarrolle color, aproximadamente de 20 a 25 minutos. Retirar del horno y reservar.

Agrega el grano, los pepinillos y el perejil al plato con la vinagreta y revuelve para tapar. Cubra un plato de ofrenda grande con lechuga Bibb y agregue el grano. Organice la cebolla morada, el gouda, los guisantes marinados y el jamón listo en filas sobre el grano. Atender.

¡Disfrutar!

Ensalada de papa verde

Ingredientes

7 a 8 cebolletas, limpias, secas y cortadas en trozos, partes de color verde y blanco

1 pequeña selección de cebolletas, en rodajas

1 cucharadita Sal kosher

Pimienta blanca recién molida

2 cucharadas. agua

8 cucharadas aceite de oliva virgen extra

2 apio rojo bliss de peso corporal, lavado

3 hojas de laurel

6 cucharadas vinagre negro

2 chalotas, peladas, cortadas en cuartos a lo largo y en rodajas finas

2 cucharadas. mostaza de Dijon suave

1 cucharada. alcaparras en rodajas

1 cucharadita líquido de alcaparras

1 manojo pequeño de estragón, picado

Método

En una licuadora, mezcle las cebolletas y las cebolletas. Sazone con sal al gusto. Agrega agua y licúa. Vierta 5 cucharadas. del aceite de oliva virgen extra a través de la parte superior de la batidora lentamente y mezcle hasta que quede suave. Lleve el apio a ebullición en una olla con agua y reduzca el fuego y cocine a fuego lento. Sazone el agua con un toque de sal y agregue las hojas de laurel. Cocine a fuego lento el apio hasta que esté tierno al pincharlo con la punta de una cuchilla, aproximadamente 20 minutos.

En un plato lo suficientemente grande para contener el apio, mezcle el vinagre negro, las chalotas, la mostaza, las alcaparras y el estragón. Incorpora el aceite de oliva virgen extra restante. Escurre el apio y desecha las hojas de laurel.

Coloca el apio en el plato y muélelo con cuidado con las púas de un tenedor. Sazone cuidadosamente con boost y sodio y mezcle bien. Terminar añadiendo la mezcla de cebolleta y aceite de oliva virgen extra. Mezclar bien. Mantener caliente a 70 grados hasta servir.

¡Disfrutar!

Ensalada de maíz quemado

Ingredientes

3 mazorcas de maíz dulce

1/2 taza de cebollas en rodajas

1/2 taza de pimiento en rodajas

1/2 taza de tomates en rodajas

Sal al gusto

Para el aderezo de ensalada

2 cucharadas. Aceite de oliva

2 cucharadas. Jugo de limon

2 cucharaditas Chile en polvo

Método

Las mazorcas de maíz se deben asar a fuego medio hasta que estén ligeramente quemadas. Después de asarlos, se retiran los granos de las mazorcas de maíz con la ayuda de un cuchillo. Ahora tome un bol y mezcle los granos, la cebolla picada, el pimiento y los tomates con sal y luego deje el bol a un lado. Ahora prepara el aderezo de la ensalada mezclando el aceite de oliva, el jugo de limón y el chile en polvo y luego enfríalo. Antes de servir, vierta el aderezo sobre la ensalada y luego sirva.

¡Disfrutar!

Ensalada de col y uva

Ingredientes

2 coles, ralladas

2 tazas de uvas verdes cortadas a la mitad

1/2 taza de cilantro finamente picado

2 chiles verdes picados

Aceite de oliva

2 cucharadas. Jugo de limon

2 cucharaditas Azúcar en polvo

Sal y pimienta para probar

Método

Para preparar el aderezo de ensalada tomar en un bol el aceite de oliva, el jugo de limón con el azúcar y la sal y pimienta y mezclar bien y luego refrigerar. Ahora, echa el resto de los ingredientes en otro bol, mezcla bien y reserva. Antes de servir la ensalada, agregue el aderezo para ensalada frío y mezcle suavemente.

¡Disfrutar!

Ensalada de cítricos

Ingredientes

1 taza de pasta integral cocida

1/2 taza de pimiento en rodajas

1/2 taza de zanahorias, blanqueadas y picadas

1 cebolla verde, rallada

1/2 taza de naranjas, cortadas en gajos

1/2 taza de gajos de lima dulce

1 taza de brotes de soja

1 taza de cuajada, baja en grasa

2-3 cucharadas de hojas de menta

1 cucharadita Mostaza en polvo

2 cucharadas. Azúcar en polvo

Sal al gusto

Método

Para preparar el aderezo, agregue la cuajada, las hojas de menta, la mostaza en polvo, el azúcar y la sal en un bol y mezcle bien hasta que el azúcar se disuelva. Mezclar el resto de los ingredientes en otro bol y dejar reposar. Antes de servir agregue el aderezo a la ensalada y sirva frío.

¡Disfrutar!

Ensalada de frutas y lechuga

Ingredientes

2-3 hojas de lechuga, cortadas en trozos

1 papaya picada

½ taza de uvas

2 naranjas

½ taza de fresas

1 sandía

2 cucharadas. Jugo de limon

1 cucharada. Cariño

1 cucharadita Hojuelas de chile rojo

Método

Tome el jugo de limón, la miel y las hojuelas de chile en un bol y mezcle bien y luego reserve. Ahora echa el resto de los ingredientes en otro bol y mézclalos bien. Antes de servir, agregue el aderezo a la ensalada y sirva inmediatamente.

¡Disfrutar!

Ensalada de manzana y lechuga

Ingredientes

1/2 taza de puré de melón

1 cucharadita Semillas de comino tostadas

1 cucharadita Cilantro

Sal y pimienta para probar

2-3 lechugas, cortadas en trozos

1 repollo, rallado

1 zanahoria rallada

1 pimiento, cortado en cubos

2 cucharadas. Jugo de limon

½ taza de uvas picadas

2 manzanas picadas

2 cebollas verdes picadas

Método

Lleva las coles, la lechuga, las zanahorias ralladas y el pimiento a una olla y cúbrelas con agua fría y ponlas a hervir y cocínalas hasta que estén crujientes, esto puede tardar hasta 30 minutos. Ahora escúrrelos y átelos en un paño y refrigérelos. Ahora las manzanas se toman con el jugo de limón en un bol y se refrigeran. Ahora toma el resto de los ingredientes en un bol y mézclalos adecuadamente. Sirve la ensalada de inmediato.

¡Disfrutar!

Ensalada de frijoles y pimiento

Ingredientes

1 taza de frijoles, hervidos

1 taza de garbanzos, remojados y hervidos

Aceite de oliva

2 cebollas picadas

1 cucharadita Cilantro picado

1 pimiento

2 cucharadas. Jugo de limon

1 cucharadita Chile en polvo

Sal

Método

El pimiento debe perforarse con un tenedor y luego untar con aceite y luego asarlo a fuego lento. Ahora sumerja el pimiento en agua fría y luego se quita la piel quemada y luego se corta en rodajas. Combina el resto de los ingredientes con el pimiento y luego mézclalos bien. Antes de servirlo, déjelo enfriar durante una hora o más.

¡¡Disfrutar!!

Ensalada de zanahoria y dátiles

Ingredientes

1 ½ taza de zanahoria rallada

1 lechuga

2 cucharadas. de almendras tostadas y picadas

Aderezo de miel y limón

Método

Tome las zanahorias ralladas en una olla con agua fría y déjelas por unos 10 minutos, luego escúrralas. Ahora se repetirá lo mismo con la lechuga. Ahora saca las zanahorias y la lechuga con los demás ingredientes en un bol y refrigéralo antes de servir. Sirve la ensalada espolvoreando las almendras tostadas y picadas por encima.

¡¡Disfrutar!!

Aderezo cremoso de pimienta para ensalada

Ingredientes

2 tazas de mayonesa

1/2 taza de leche

Agua

2 cucharadas. Vinagre de cidra

2 cucharadas. Jugo de limon

2 cucharadas. queso parmesano

Sal

Una pizca de salsa de pimiento picante

Una pizca de salsa Worcestershire

Método

Coge un bol grande, junta todos los ingredientes y mézclalos bien para que no se formen grumos. Cuando la mezcla adquiera la textura cremosa deseada, viértela en tu ensalada de frutas y verduras frescas y luego la ensalada con el aderezo para ensalada estará lista para ser servida. Este aderezo cremoso y picante de pimiento no solo se sirve bien con ensaladas, sino que también se puede servir con pollo, hamburguesas y sándwiches.

¡Disfrutar!

Ensalada hawaiana

Ingredientes

Para aderezo de naranja

Una cucharada de harina de maíz

Aproximadamente una taza de calabaza naranja

1/2 taza de jugo de naranja

Canela en polvo

Para la ensalada

5-6 hojas de lechuga

1 piña cortada en cubos

2 plátanos, cortados en trozos

1 pepino, cortado en cubos

2 tomates

2 naranjas, cortadas en gajos

4 dátiles negros

Sal al gusto

Método

Para preparar el aderezo para ensaladas, tome un bol y mezcle la maicena con el jugo de naranja y luego agregue la calabaza naranja al bol y cocine hasta que la textura del aderezo espese. Luego se agrega la canela en polvo y el chile en polvo al bol y luego se refrigera por unas horas. Luego prepara la ensalada, toma las hojas de lechuga en un bol y cúbrela con agua durante unos 15 minutos. Ahora los tomates en rodajas se llevan a un bol con los trozos de piña, la manzana, el plátano, el pepino y los gajos de naranjas con sal al gusto y se mezclan bien. Ahora agréguelo a las hojas de lechuga y luego vierta el aderezo frío sobre la ensalada, antes de servir.

¡¡Disfrutar!!

Ensalada de maíz quemado

Ingredientes

Un paquete de mazorcas de maíz dulce

1/2 taza de cebollas en rodajas

1/2 taza de pimiento en rodajas

1/2 taza de tomates en rodajas

Sal al gusto

Para el aderezo de ensalada

Aceite de oliva

Jugo de limon

Chile en polvo

Método

Las mazorcas de maíz se deben asar a fuego medio hasta que estén ligeramente quemadas, después de asarlas se retiran los granos de las mazorcas de maíz con ayuda de un cuchillo. Ahora tome un bol y mezcle los granos, la cebolla picada, el pimiento y los tomates con sal y luego deje el bol a un lado. Ahora prepara el aderezo de la ensalada mezclando el aceite de oliva, el jugo de limón y el chile en polvo y luego enfríalo. Antes de servir, vierta el aderezo sobre la ensalada y luego sirva.

¡Disfrutar!

Ensalada de col y uva

Ingredientes

1 repollo rallado

Aproximadamente 2 tazas de uvas verdes cortadas a la mitad

1/2 taza de cilantro finamente picado

3 chiles verdes picados

Aceite de oliva

Jugo de limón, al gusto

Azúcar glas, al gusto

Sal y pimienta para probar

Método

Para preparar el aderezo de ensalada tomar en un bol el aceite de oliva, el jugo de limón con el azúcar y la sal y pimienta y mezclar bien y luego refrigerar. Ahora toma el resto de los ingredientes en otro bol y déjalo a un lado. Antes de servir la ensalada, agregue el aderezo para ensalada frío y mezcle suavemente.

¡¡Disfrutar!!

Ensalada de cítricos

Ingredientes

Aproximadamente una taza de pasta de trigo integral, cocida

1/2 taza de pimiento en rodajas

1/2 taza de zanahorias, blanqueadas y picadas

Cebolleta. Triturado

1/2 taza de naranjas, cortadas en gajos

1/2 taza de gajos de lima dulce

Una taza de brotes de soja

Aproximadamente una taza de cuajada, baja en grasa

2-3 cucharadas de hojas de menta

Polvo de mostaza, al gusto

Azúcar en polvo, al gusto

Sal

Método

Para preparar el aderezo, agregue la cuajada, las hojas de menta, la mostaza en polvo, el azúcar y la sal en un bol y mezcle bien. Ahora mezcla el resto de los ingredientes en otro bol y luego déjalo reposar. Antes de servir agregue el aderezo a la ensalada y sirva enfriar.

¡¡Disfrutar!!

Ensalada de frutas y lechuga

Ingredientes

4 hojas de lechuga, cortadas en trozos

1 papaya picada

1 taza de uvas

2 naranjas

1 taza de fresas

1 sandía

½ taza de jugo de limón

1 cucharadita Cariño

1 cucharadita Hojuelas de chile rojo

Método

Tome el jugo de limón, la miel y las hojuelas de chile en un bol y mezcle bien y luego reserve. Ahora echa el resto de los ingredientes en otro bol y mézclalos bien. Antes de servir, agregue el aderezo a la ensalada.

¡Disfrutar!

Ensalada de pollo al curry

Ingredientes

2 pechugas de pollo deshuesadas y sin piel, cocidas y cortadas en mitades

3-4 tallos de apio picados

1/2 taza de mayonesa baja en grasa

2-3 cucharaditas de curry en polvo

Método

Tome las pechugas de pollo cocidas, deshuesadas y sin piel con el resto de los ingredientes, apio, mayonesa baja en grasa, curry en polvo en tazones medianos y mezcle adecuadamente. Así esta deliciosa y fácil receta está lista para ser servida. Esta ensalada se puede utilizar como relleno de sándwich con lechuga sobre el pan.

¡¡Disfrutar!!

Ensalada de fresas y espinacas

Ingredientes

2 cucharaditas semillas de sésamo

2 cucharaditas Semillas de amapola

2 cucharaditas azucar blanca

Aceite de oliva

2 cucharaditas Pimenton

2 cucharaditas vinagre blanco

2 cucharaditas Salsa inglesa

Cebolla, picada

Espinaca, enjuagada y cortada en trozos

Un litro de fresas picadas en trozos

Menos de una taza de almendras, plateadas y blanqueadas

Método

Toma un tazón mediano; mezcle las semillas de amapola, las semillas de sésamo, el azúcar, el aceite de oliva, el vinagre y el pimentón junto con la salsa Worcestershire y la cebolla. Mézclalos bien y cúbrelo y luego congélalo al menos durante una hora. Tome otro tazón y mezcle las espinacas, las fresas y las almendras y luego vierta la mezcla de hierbas y luego refrigere la ensalada antes de servir durante al menos 15 minutos.

¡Disfrutar!

Ensalada de ensalada dulce

Ingredientes

Una bolsa de 16 onzas de mezcla de ensalada de col

1 cebolla picada

Menos de una taza de aderezo cremoso para ensaladas

Aceite vegetal

1/2 taza de azúcar blanca

Sal

Semillas de amapola

vinagre blanco

Método

Toma un tazón de gran tamaño; mezcle la mezcla de ensalada de col y las cebollas. Ahora tome otro tazón y mezcle el aderezo para ensaladas, el aceite vegetal, el vinagre, el azúcar, la sal y las semillas de amapola. Después de mezclarlos bien, agregue la mezcla a la mezcla de ensalada de col y cubra bien. Antes de servir la deliciosa ensalada, refrigérala durante al menos una o dos horas.

¡Disfrutar!

Ensalada clásica de macarrones

Ingredientes

4 tazas de macarrones con codo, sin cocinar

1 taza de mayonesa

Menos de una taza de vinagre blanco destilado

1 taza de azucar blanca

1 cucharadita Mostaza amarilla

Sal

Pimienta negra molida

Una cebolla de tamaño grande, finamente picada

Sobre una taza de zanahorias ralladas

2-3 tallos de apio

2 pimientos picantes, picados

Método

Tome una olla grande y tome agua con sal y deje hervir, agregue los macarrones y cocínelos y déjelos enfriar durante unos 10 minutos y luego escurra. Ahora toma un bol grande y agrega el vinagre, la mayonesa, el azúcar, el vinagre, la mostaza, la sal y la pimienta y mézclalos bien. Cuando esté bien mezclado, agregue el apio, los pimientos verdes, los pimientos morrones, las zanahorias y los macarrones y vuelva a mezclarlos bien. Después de que todos los ingredientes estén bien mezclados, déjelo refrigerar durante al menos 4-5 horas antes de servir la deliciosa ensalada.

¡Disfrutar!

Ensalada de pera y roquefort

Ingredientes

Lechuga, cortada en pedazos

Aproximadamente 3-4 peras, peladas y picadas

Una lata de queso roquefort, rallado o desmenuzado

Cebollas verdes, en rodajas

Aproximadamente una taza de azúcar blanca

1/2 lata de nueces

Aceite de oliva

2 cucharaditas vinagre de vino tinto

Mostaza al gusto

Un diente de ajo

Sal y pimienta negra al gusto

Método

Tome una sartén y caliente el aceite a fuego medio, luego revuelva el azúcar con las nueces y manténgalas revolviendo hasta que el azúcar se derrita y las nueces se caramelicen, y luego déjelas enfriar. Ahora coge otro bol y añade el aceite, el vinagre, el azúcar, la mostaza, el ajo, la sal y la pimienta negra y licúa bien. Ahora mezcle la lechuga, las peras y el queso azul, el aguacate y las cebolletas en un tazón y luego agregue la mezcla de aderezo y luego espolvoree las nueces caramelizadas y sirva.

¡¡Disfrutar!!

Ensalada de atún de Barbie

Ingredientes

Una lata de atún blanco

½ taza de mayonesa

Una cucharada de queso parmesano

Pepinillo dulce, al gusto

Copos de cebolla, al gusto

Polvo de curry, al gusto

Perejil seco, al gusto

Eneldo, seco, al gusto.

Ajo en polvo, al gusto

Método

Tome un bol y agregue todos los ingredientes y mezcle bien. Antes de servir, déjelos enfriar durante una hora.

¡¡Disfrutar!!

Ensalada de pollo navideña

Ingredientes

1 libra de carne de pollo, cocida

Una taza de mayonesa

Una cucharadita de pimentón

Aproximadamente dos tazas de arándanos, secos

2 cebollas verdes finamente picadas

2 pimientos morrones verdes, picados

Una taza de nueces picadas

Sal y pimienta negra al gusto

Método

Tome un tazón mediano, mezcle la mayonesa, el pimentón y luego sazone al gusto y agregue sal si es necesario. Ahora toma los arándanos, el apio, los pimientos morrones, las cebollas y las nueces y mézclalos bien. Ahora se agrega el pollo cocido y luego se vuelve a mezclar bien. Condimente al gusto y luego, si es necesario, agregue la pimienta negra molida. Antes de servir, déjelo enfriar durante al menos una hora.

¡¡Disfrutar!!

Ensalada de frijoles mexicanos

Ingredientes

Una lata de frijoles negros

Una lata de frijoles

Una lata de frijoles cannellini

2 pimientos morrones verdes picados

2 pimientos morrones rojos

Un paquete de granos de maíz congelados.

1 cebolla morada finamente picada

Aceite de oliva

1 cucharada. vinagre de vino tinto

½ taza de jugo de limón

Sal

1 ajo, machacado

1 cucharada. Cilantro

1 cucharadita Comino, molido

Pimienta negra

1 cucharadita Salsa de pimienta

1 cucharadita Chile en polvo

Método

Tome un tazón y mezcle los frijoles, los pimientos, el maíz congelado y las cebollas rojas. Ahora tome otro tazón pequeño, mezcle el aceite, el vinagre de vino tinto, el jugo de limón, el cilantro, el comino, la pimienta negra y luego sazone al gusto y agregue la salsa picante con el chile en polvo. Vierta la mezcla de aderezo y mezcle bien. Antes de servir, déjelos enfriar durante una o dos horas.

¡¡Disfrutar!!

Ensalada de pasta ranch con tocino

Ingredientes

Una lata de pasta rotini tricolor cruda

9-10 rebanadas de tocino

Una taza de mayonesa

Mezcla de aderezo para ensaladas

1 cucharadita Polvo de ajo

1 cucharadita Pimienta de ajo

1/2 taza de leche

1 tomate picado

Una lata de aceitunas negras

Una taza de queso cheddar, rallado

Método

Ponga agua con sal en una olla y déjela hervir. Cocine la pasta en ella hasta que se ablande durante unos 8 minutos. Ahora coge una sartén y calienta el aceite en una sartén y cuece los tocinos en ella y cuando cocine escurrirlo y luego picarlo. Tome otro tazón y agregue los ingredientes restantes y luego agréguelo con la pasta y el tocino. Sirva cuando esté bien mezclado.

¡¡Disfrutar!!

Ensalada de papa de piel roja

Ingredientes

4 papas rojas nuevas, limpias y restregadas

2 huevos

Una libra de tocino

Cebolla finamente picada

Un tallo de apio picado

Aproximadamente 2 tazas de mayonesa

Sal y pimienta para probar

Método

Lleve agua con sal a una olla y déjela hervir y luego agregue las papas nuevas a la olla y cocínelas durante unos 15 minutos, hasta que estén tiernas. Luego escurre las patatas y déjalas enfriar. Ahora lleva los huevos a una sartén y cúbrelos con agua fría y luego lleva el agua a hervir y luego retira la sartén del fuego y luego déjala a un lado. Ahora cuece el tocino y escúrrelo y déjalo a un lado. Ahora agregue y los ingredientes con las papas y el tocino y mezcle bien. Enfriarlo y servir.

¡¡Disfrutar!!

Ensalada de frijoles negros y cuscús

Ingredientes

Una taza de cuscús, sin cocer.

Aproximadamente dos tazas de caldo de pollo

Aceite de oliva

2-3 cucharadas Jugo de lima

2-3 cucharadas vinagre de vino tinto

Comino

2 cebollas verdes picadas

1 pimiento rojo picado

Cilantro recién picado

Una taza de granos de maíz congelados.

Dos latas de frijoles negros

Sal y pimienta para probar

Método

Hervir el caldo de pollo y luego remover el cuscús, y cocinarlo tapando la sartén y luego dejar a un lado. Ahora mezcla el aceite de oliva, el jugo de lima, el vinagre y el comino y luego agrega la cebolla, el pimiento, el cilantro, el maíz, los frijoles y cúbrelo. Ahora mezcle todos los ingredientes y luego, antes de servir, déjelo enfriar durante unas horas.

¡¡Disfrutar!!

Ensalada de pollo griego

Ingredientes

2 tazas de carne de pollo cocida

1/2 taza de zanahorias en rodajas

1/2 taza de pepino

Sobre una taza de aceitunas negras picadas

Aproximadamente una taza de queso feta, rallado o desmenuzado

Aderezo para ensaladas estilo italiano

Método

Toma un bol grande, toma el pollo cocido, las zanahorias, el pepino, las aceitunas y el queso y mézclalos bien. Ahora agregue la mezcla de aderezo para ensaladas y nuevamente mezcle bien. Ahora refrigere el bol cubriéndolo. Sirva cuando esté frío.

¡¡Disfrutar!!

Ensalada de pollo elegante

Ingredientes

½ taza de mayonesa

2 cucharadas. Vinagre de cidra

1 ajo picado

1 cucharadita Eneldo fresco, finamente picado

Una libra de pechugas de pollo cocidas, deshuesadas y sin piel

½ taza de queso feta, rallado

1 pimiento rojo

Método

La mayonesa, el vinagre, el ajo y el eneldo deben mezclarse bien y refrigerarse durante al menos 6-7 horas o toda la noche. Ahora se revuelve el pollo, los pimientos y el queso y luego se deja enfriar por unas horas y luego se sirve la saludable y deliciosa receta de ensalada.

¡¡Disfrutar!!

Ensalada de pollo al curry con sabor a fruta

Ingredientes

4-5 pechugas de pollo, cocidas

Un tallo de apio picado

Cebollas verdes

Sobre una taza de pasas doradas

Manzana, pelada y en rodajas

Nueces tostadas

Uvas verdes, sin semillas y cortadas a la mitad

polvo de curry

Una taza de mayonesa baja en grasa.

Método

Tome un tazón grande y tome todos los ingredientes, como el apio, las cebollas, las pasas, las manzanas en rodajas, las nueces tostadas, las uvas verdes sin semillas con curry en polvo y la mayonesa y mezcle bien. Cuando estén bien combinados entre sí, déjelos reposar unos minutos y luego sirva la deliciosa y saludable ensalada de pollo.

¡¡Disfrutar!!

Maravillosa ensalada de pollo al curry

Ingredientes

Aproximadamente 4-5 pechugas de pollo deshuesadas y sin piel, cortadas en mitades

Una taza de mayonesa

Sobre una taza de salsa picante

Una cucharadita de curry en polvo

Aproximadamente una cucharadita. de pimienta

Nueces, alrededor de una taza, picadas

Una taza de uvas, sin semillas y cortadas a la mitad.

1/2 taza de cebolla finamente picada

Método

Coge una sartén grande, cocina las pechugas de pollo en ella unos 10 minutos y cuando esté cocida, desmenuza con ayuda de un tenedor. Luego escúrrelos y déjalo enfriar. Ahora tome otro tazón y agregue la mayonesa, la salsa picante, el curry en polvo y la pimienta y mezcle. Luego revuelva las pechugas de pollo cocidas y desgarradas en la mezcla y luego vierta las nueces, el curry en polvo y la pimienta. Antes de servir, refrigere la ensalada durante unas horas. Esta ensalada es una opción ideal para hamburguesas y sándwiches.

¡Disfrutar!

Ensalada de zanahoria picante

Ingredientes

2 zanahorias picadas

1 ajo picado

Aproximadamente una taza de agua 2-3 cucharadas. Jugo de limon

Aceite de oliva

Sal al gusto

Pimienta al gusto

Hojuelas de pimienta roja

Perejil, fresco y picado

Método

Lleva las zanahorias al microondas y cocínalas unos minutos con el ajo picado y el agua. Sácalo del microondas, cuando la zanahoria esté cocida y blanda. Luego escurre las zanahorias y déjala a un lado. Ahora se añaden el jugo de limón, el aceite de oliva, las hojuelas de pimienta, la sal y el perejil al bol de zanahorias y se mezclan bien. Déjelo enfriar durante unas horas y luego la deliciosa ensalada picante estará lista para ser servida.

¡¡Disfrutar!!

Ensalada de manzana asiática

Ingredientes

2-3 cucharaditas Vinagre de arroz 2-3 cucharadas. Jugo de lima

Sal al gusto

Azúcar

1 cucharadita Salsa de pescado

1 jícama en juliana

1 manzana picada

2 cebolletas, finamente picadas

menta

Método

El vinagre de arroz, la sal, el azúcar, el jugo de lima y la salsa de pescado deben mezclarse adecuadamente en un recipiente mediano. Cuando estén bien mezcladas, las jícamas cortadas en juliana se deben mezclar con las manzanas picadas en el bol y mezclarlas bien. A continuación, se añaden y se mezclan las chuletas de cebolleta y la menta. Antes de servir la ensalada con su sándwich o hamburguesa, déjela enfriar un rato.

¡¡Disfrutar!!

Ensalada de calabaza y orzo

Ingredientes

1 calabacín

2 cebolletas picadas

1 calabaza amarilla

Aceite de oliva

Una lata de orzo cocido

eneldo

Perejil

½ taza de queso de cabra, rallado

Pimienta y sal, al gusto

Método

Los calabacines, las cebolletas picadas con la calabaza amarilla se saltean en aceite de oliva a fuego medio. Deben cocinarse durante unos minutos hasta que se ablanden. Ahora transfiérelos a un bol y vierta el orzo cocido en el bol, con perejil, queso de cabra rallado, eneldo, sal y pimienta y luego mezcle nuevamente. Antes de servir el plato, enfriar la ensalada durante unas horas.

¡¡Disfrutar!!

Ensalada de Berros-Fruta

Ingredientes

1 sandía cortada en cubos

2 duraznos, cortados en gajos

1 manojo de berros

Aceite de oliva

½ taza de jugo de limón

Sal al gusto

Pimienta al gusto

Método

Los cubos de sandía y las rodajas de melocotón se mezclan con los berros en un cuenco mediano y luego se espolvorea con aceite de oliva con el jugo de lima. Luego, condimente al gusto y si es necesario agregue la sal y la pimienta, al gusto. Cuando todos los ingredientes se hayan mezclado fácil y correctamente, déjelo a un lado o también se puede guardar en el refrigerador por unas horas y luego la deliciosa y saludable ensalada de frutas está lista para ser servida.

¡¡Disfrutar!!

Ensalada César

Ingredientes

3 dientes de ajo picados

3 anchoas

½ taza de jugo de limón

1 cucharadita Salsa inglesa

Aceite de oliva

Una yema de huevo

1 cabeza de lechuga romana

½ taza de queso parmesano, rallado

Picatostes

Método

Los dientes de ajo picados con anchoas y jugo de limón se hacen puré, luego se agrega la salsa Worcestershire con la sal, la pimienta y la yema y luego se vuelve a licuar, hasta que quede suave. Esta mezcla se debe hacer con la ayuda de una licuadora a fuego lento, ahora se agrega el aceite de oliva lenta y gradualmente y luego se agrega la lechuga romana. Luego, la mezcla debe dejarse a un lado por un tiempo. Sirve la ensalada con cobertura de queso parmesano y crutones.

¡¡Disfrutar!!

Ensalada de pollo y mango

Ingredientes

2 pechugas de pollo, deshuesadas, cortadas en trozos

Verdes Mesclun

2 mangos, cortados en cubos

¼ taza de jugo de limón

1 cucharadita El jengibre rallado

2 cucharaditas Cariño

Aceite de oliva

Método

El jugo de limón y la miel se deben batir en un tazón y luego agregar el jengibre rallado y también agregar el aceite de oliva. Después de mezclar bien los ingredientes en el bol, déjalo a un lado. Luego, el pollo se asará a la parrilla y luego se dejará enfriar, y después de enfriarlo, se desgarra el pollo en cubos fáciles de morder. Luego lleva el pollo al bol y mézclalo bien con las verduras y los mangos. Después de mezclar bien todos los ingredientes, déjelo a un lado para que se enfríe y luego sirva la deliciosa e interesante ensalada.

¡¡Disfrutar!!

Ensalada de naranja con mozzarella

Ingredientes

2-3 naranjas, cortadas en rodajas

Queso Mozzarella

Hojas de albahaca fresca, cortadas en pedazos

Aceite de oliva

Sal al gusto

Pimienta al gusto

Método

La mozzarella y las rodajas de naranja se mezclan con las hojas frescas de albahaca. Después de mezclarlos bien, espolvorear con aceite de oliva sobre la mezcla y sazonar al gusto. Luego, si es necesario, agregue sal y pimienta, al gusto. Antes de servir la ensalada, déjela enfriar durante unas horas, ya que esto le dará a la ensalada los sabores correctos.

¡¡Disfrutar!!

Ensalada de tres frijoles

Ingredientes

1/2 taza de vinagre de sidra

Sobre una taza de azucar

Una taza de aceite vegetal

Sal al gusto

½ taza de ejotes

½ taza de frijoles de cera

½ taza de frijoles

2 cebollas rojas, finamente picadas

Sal y pimienta para probar

Hojas de perejil

Método

El vinagre de sidra con el aceite vegetal, el azúcar y la sal se pone en una olla y se pone a hervir, luego se le agregan los frijoles con las cebollas rojas en rodajas y luego se deja marinar durante al menos una hora. Pasada una hora, sazone al gusto de la sal, agregue sal y pimienta, si es necesario y luego sírvala con el perejil fresco.

¡¡Disfrutar!!

Ensalada de miso tofu

Ingredientes

1 cucharadita Jengibre, finamente picado

3-4 cucharadas de miso

Agua

1 cucharada. de vinagre de vino de arroz

1 cucharadita Salsa de soja

1 cucharadita Pasta de chile

1/2 taza de aceite de maní

Una espinaca tierna, picada

½ taza de tofu, cortado en trozos

Método

El jengibre picado debe hacerse puré con miso, agua, vinagre de vino de arroz, salsa de soja y pasta de chile. Luego, esta mezcla se debe mezclar con media taza de aceite de maní. Cuando estén bien mezclados, agregue el tofu en cubos y la espinaca picada. Enfríe y sirva.

¡¡Disfrutar!!

Ensalada de rábano japonés

Ingredientes

1 sandía cortada en rodajas

1 rábano, en rodajas

1 cebolleta

1 manojo de verduras tiernas

Mirin

1 cucharadita Vinagre de vino de arroz

1 cucharadita Salsa de soja

1 cucharadita El jengibre rallado

Sal

aceite de sésamo

Aceite vegetal

Método

Tome la sandía, el rábano con las cebolletas y el verde en un bol y déjelo a un lado. Ahora toma otro bol, agrega el mirin, el vinagre, la sal, el jengibre rallado, la salsa de soja con el aceite de sésamo y el aceite vegetal y luego mezcla bien. Cuando los ingredientes del tazón estén bien mezclados, esparce esta mezcla sobre el tazón de sandías y rábanos. Por lo tanto, la ensalada interesante pero muy deliciosa está lista para ser servida.

¡¡Disfrutar!!

Cobb suroeste

Ingredientes

1 taza de mayonesa

1 taza de suero de leche

1 cucharadita Salsa Worcestershire picante

1 cucharadita Cilantro

3 cebolletas

1 cucharada. cáscara de naranja

1 ajo picado

1 cabeza de lechuga romana

1 aguacate, cortado en cubitos

Jícama

½ taza de queso picante, rallado o desmenuzado

2 naranjas, cortadas en gajos

Sal al gusto

Método

La mayonesa y el suero de leche se deben hacer puré con la salsa Worcestershire caliente, cebolletas, ralladura de naranja, cilantro, ajo picado y sal. Ahora tome otro bol y mezcle la lechuga romana, los aguacates y las jícamas con las naranjas y el queso rallado. Ahora vierta el puré de suero de leche sobre el bol de naranjas y déjelo a un lado, antes de servir, para que se obtenga el sabor correcto de la ensalada.

¡¡Disfrutar!!

Ensalada Caprese

Ingredientes

1 paquete de Fusilli

1 taza de mozzarella, cortada en cubitos

2 tomates, sin semillas y picados

Hojas frescas de albahaca

¼ taza de piñones tostados

1 ajo picado

Sal y pimienta para probar

Método

El fusilli se cocinará de acuerdo con las instrucciones y luego se dejará a un lado para que se enfríe. Una vez enfriado, mézclelo con mozzarella, tomates, piñones tostados, ajo picado y hojas de albahaca y sazone al gusto, y agregue sal y pimienta, si es necesario, al gusto. Mantenga toda la mezcla de la ensalada a un lado para que se enfríe y luego sírvala con sus sándwiches o hamburguesas o con cualquiera de sus comidas.

¡¡Disfrutar!!

Ensalada de Trucha Ahumada

Ingredientes

2 cucharadas. Vinagre de cidra

Aceite de oliva

2 chalotas picadas

1 cucharadita Rábano picante

1 cucharadita mostaza de Dijon

1 cucharadita Cariño

Sal y pimienta para probar

1 lata Trucha ahumada, en copos

2 manzanas, cortadas en rodajas

2 remolachas, en rodajas

Rúcula

Método

Coge un bol grande y echa en él la trucha ahumada en copos con las manzanas en juliana, la remolacha y la rúcula y deja el bol a un lado. Ahora tome otro bol y mezcle el vinagre de sidra, aceite de oliva, rábano picante, chalotes picados, miel y mostaza de Dijon y luego sazone la mezcla al gusto y luego, si es necesario, agregue sal y pimienta, según su gusto. Ahora toma esta mezcla y vierte sobre el bol de manzanas en juliana y mezcla bien y luego sirve la ensalada.

¡¡Disfrutar!!

Ensalada de huevo con frijoles

Ingredientes

1 taza de ejotes, blanqueados

2 rábanos, en rodajas

2 huevos

Aceite de oliva

Sal y pimienta para probar

Método

Los huevos se deben hervir primero con acelgas y luego se mezclan con las judías verdes blanqueadas y los rábanos en rodajas. Mezclar bien y luego espolvorear con aceite de oliva y salpimentar al gusto. Cuando todos los ingredientes estén bien mezclados, déjelos a un lado y déjelos enfriar. Cuando la mezcla se enfría, la ensalada está lista para servir.

¡¡Disfrutar!!

Ensalada Ambrosia

Ingredientes

1 taza de leche de coco

2-3 rodajas de ralladura de naranja

Unas gotas de esencia de vainilla

1 taza de uvas en rodajas

2 mandarinas, en rodajas

2 manzanas, cortadas en rodajas

1 coco rallado y tostado

10-12 nueces, trituradas

Método

Toma un bol mediano y mezcla la leche de coco, la ralladura de naranja con la esencia de vainilla. Cuando esté batido correctamente, agregue la mandarina en rodajas con las manzanas y las uvas en rodajas. Después de mezclar todos los ingredientes correctamente, refrigéralo durante una hora o dos, antes de servir la deliciosa ensalada. Cuando la ensalada se enfríe, sírvala con sándwich o hamburguesas.

¡¡Disfrutar!!

Ensalada de cuña

Ingredientes

Una taza de mayonesa

Una taza de queso azul

1/2 taza de suero de leche

Una chalota

Limón rallado

Salsa inglesa

Hojas frescas de perejil

Cuñas de iceberg

1 huevo duro

1 taza de tocino, desmenuzado

Sal y pimienta para probar

Método

La mayonesa con el queso azul, el suero de leche, la chalota, la salsa, la ralladura de limón y el perejil se hacen puré. Después de hacer el puré, condimente al gusto y si es necesario agregue la sal y la pimienta, al gusto. Ahora tome otro tazón y arroje las rodajas de iceberg en el tazón con la mimosa de huevo, para hacer que la mimosa de huevo manche los huevos duros a través del colador. Ahora vierta el puré de mayonesa sobre el tazón de gajos y mimosa y luego mezcle bien. La ensalada se sirve untando el tocino fresco sobre ella.

¡¡Disfrutar!!

Ensalada de pimiento español

Ingredientes

3 cebolletas

4-5 aceitunas

2 pimientos

2 cucharadas. Vinagre de jerez

1 cabeza de pimentón ahumado

1 cabeza de lechuga romana

1 puñado de almendras

Un diente de ajo

Rebanadas de pan

Método

Las cebolletas se asan a la parrilla y luego se cortan en trozos. Ahora coge otro bol y echa los pimientos y las aceitunas con las almendras, el pimentón ahumado, el vinagre, la lechuga romana y las cebolletas a la plancha y picadas. Mezcle bien los ingredientes del bol y déjelo a un lado. Ahora se asan las rebanadas de pan y al asar se frotan los dientes de ajo sobre las rebanadas y luego se vierte la mezcla de los pimientos sobre los panes a la brasa.

¡¡Disfrutar!!

Ensalada de mimosa

Ingredientes

2 huevos duros

½ taza de mantequilla

1 cabeza de lechuga

Vinagre

Aceite de oliva

Hierbas picadas

Método

Toma un bol mediano y mezcla la lechuga, la mantequilla con el vinagre, el aceite de oliva y las hierbas picadas. Después de mezclar los ingredientes del tazón correctamente, deje el tazón a un lado por un tiempo. Mientras tanto, se preparará la mimosa. Para la preparación de la mimosa, primero se pelan los huevos duros y luego con ayuda de un colador, se cuelan los huevos duros y así el huevo mimosa está listo. Ahora, esta mimosa de huevo debe servirse con una cuchara sobre el tazón de ensalada, antes de servir la deliciosa ensalada de mimosa.

¡¡Disfrutar!!

Waldorf clásico

Ingredientes

1/2 taza de mayonesa

2-3 cucharadas Crema agria

2 cebolletas

2-3 cucharadas Perejil

1 ralladura de limón y jugo

Azúcar

2 manzanas picadas

1 tallo de apio picado

Nueces

Método

Tomar un bol y luego la mayonesa, la crema agria se debe batir con cebollino, ralladura de limón y jugo, perejil, pimienta y azúcar. Cuando los ingredientes en el tazón estén bien mezclados, déjelo a un lado. Ahora tome otro tazón y mezcle las manzanas, el apio picado y las nueces. Ahora toma la mezcla de mayonesa y mézclala con las manzanas y el apio. Mezclar bien todos los ingredientes, dejar reposar el bol un rato y luego servir la ensalada.

¡¡Disfrutar!!

Ensalada de guisantes de ojos negros

Ingredientes

Jugo de lima

1 ajo picado

1 cucharadita Comino, molido

Sal

Cilantro

Aceite de oliva

1 taza de guisantes de ojos negros

1 jalapeño, picado o aplastado

2 tomates, cortados en cubitos

2 cebollas rojas, finamente picadas

2 aguacates

Método

El jugo de lima se debe batir con el ajo, el comino, el cilantro, la sal y el aceite de oliva. Cuando todos estos ingredientes estén bien mezclados, mezcle esta mezcla con los jalapeños machacados, los guisantes negros, los aguacates y las cebollas rojas finamente picadas. Cuando todos los ingredientes estén bien mezclados, deje reposar la ensalada durante unos minutos y luego sirva.

¡¡Disfrutar!!

CPSIA information can be obtained
at www.ICGtesting.com
Printed in the USA
LVHW080751060422
715401LV00016B/645

9 781804 505120